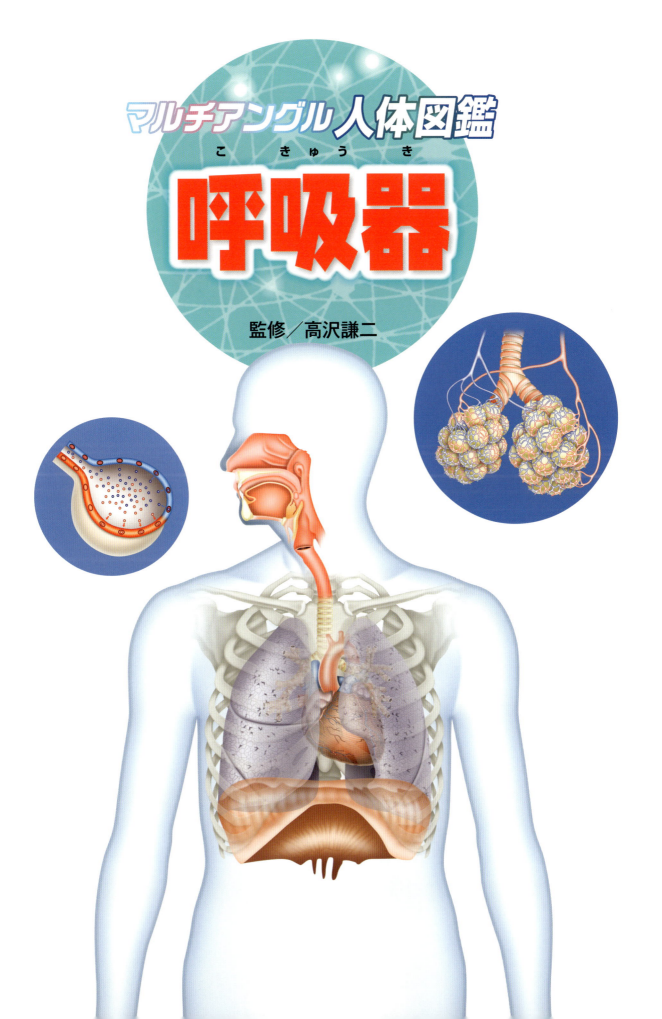

マルチアングル人体図鑑
呼吸器(こきゅうき)

監修／高沢謙二

□監修者紹介
高沢謙二（たかざわ　けんじ）
東京医科大学名誉教授、東京医科大学病院健診予防医学センター特任教授、信濃坂クリニック院長、北京大学客員教授。東京医科大学卒業。長年にわたって心臓病や高血圧の予防と治療に取り組んでいる。「血管年齢」という指標の考案者。著書に、『声に出して覚える心電図』（南江堂）、『動脈硬化を予防する！　最新治療と正しい知識』（日東書院本社）ほか多数。

呼吸をしないと、人間は生きていけない！

　人間が生きていくためには、酸素が必要です。酸素をからだに取り入れるために、人間は呼吸をしています。空気をすいこんで、その中にふくまれている酸素を取り入れたあとは、かわりに、二酸化炭素をからだの外へ出します。「酸素を取り入れる」「二酸化炭素を出す」の1セットが呼吸です。

　呼吸をするためにはたらく、鼻、のど、気管、気管支、肺などの器官をまとめて呼吸器とよびます。すいこんだ空気は、鼻、のど、気管、気管支をとおって、肺の中へ。肺で酸素を受けとるのは血液です。でも、そもそも酸素はなぜ必要なのでしょうか？　この本でいろいろな「なぜ？」を解決しましょう。

マルチアングル人体図鑑　呼吸器

目次

呼吸をするための器官
肺 …………………………………………………… 4

酸素を全身にとどけるために協力
肺と心臓 …………………………………………… 6

空気のとおり道
気管と気管支 ……………………………………… 8

酸素と二酸化炭素の交換場所
肺胞 ………………………………………………… 10

ねむっているときも、酸素を取りこむ
脳が呼吸をコントロール ………………………… 12

肋間筋と横隔膜が外からはたらきかける
肺を動かす筋肉 …………………………………… 14

肺、肋骨、横隔膜が変化する
呼吸をする胸の動き ……………………………… 16

空気がとおって声になる
のどと声帯 ………………………………………… 18

肺のために空気をきれいにする
鼻のやくわり ……………………………………… 20

はく息、すう息といっしょに出る
くしゃみ、せき、あくび、しゃっくり ………… 22

排気ガスやタバコは呼吸器の敵！
呼吸器の病気 ……………………………………… 24

水の中で、どうやって息をする？
クジラ、魚、カエルの呼吸 ……………………… 26

息をするための、それぞれのしくみ
鳥、昆虫、植物の呼吸 …………………………… 28

さくいんと用語解説 ………………………………… 30

呼吸をするための器官

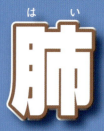
肺

肺は、胸の左右に1つずつある大きな臓器だ。息をすうと、この中に空気が入り、ここからまた空気が出ていく。入ってきた空気と、出ていく空気では、成分がちがっている。肺の中で、空気中の**酸素**が取りこまれ、かわりに**二酸化炭素**が出されるからだ。空気がたんじゅんに出たり入ったりすることではなく、酸素を取りこみ、二酸化炭素を出すことを**呼吸**という。動物も植物も、生物はみんな呼吸をして生きている。

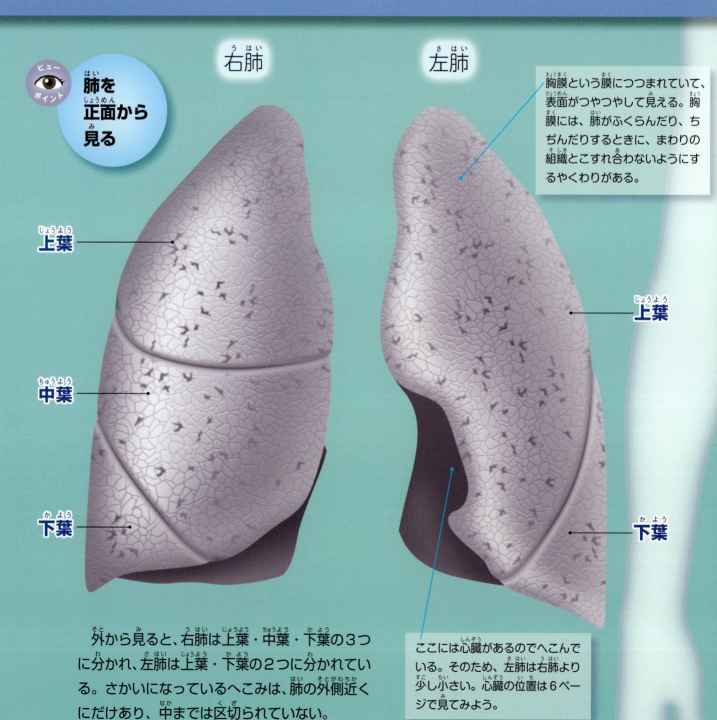

ビューポイント：肺を正面から見る

右肺　左肺

上葉／中葉／下葉　上葉／下葉

胸膜という膜につつまれていて、表面がつやつやして見える。胸膜には、肺がふくらんだり、ちぢんだりするときに、まわりの組織とこすれ合わないようにするやくわりがある。

ここには心臓があるのでへこんでいる。そのため、左肺は右肺より少し小さい。心臓の位置は6ページで見てみよう。

外から見ると、右肺は上葉・中葉・下葉の3つに分かれ、左肺は上葉・下葉の2つに分かれている。さかいになっているへこみは、肺の外側近くにだけあり、中までは区切られていない。

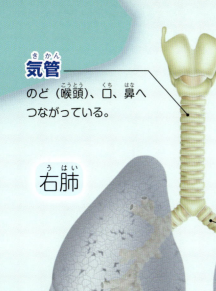

気管
のど（喉頭）、口、鼻へつながっている。

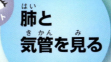
ビューポイント 肺と気管を見る

右肺　　左肺

気管支
心臓が左よりにあるので、右へ行く気管支より、左へ行く気管支のほうが大きくカーブして、心臓をよけている。気管支は、肺の中で枝分かれをくり返して細くなっていく。

のど（喉頭）から肺までは、**気管**（→P8）という管でつながっている。ここが空気の大きなとおり道だ。気管は、肺の中へ入る手前で左右2つに分かれ、そこから先は**気管支**とよばれる。右肺に入った気管支も、左肺に入った気管支も、さらに枝分かれしていき、どんどん細くなって**細気管支**になる。

ビューポイント 細気管支を取り出して見る

気管　気管支

細気管支
気管支が枝分かれして細くなった細気管支が、肺の中いっぱいに広がっている。

SPOTLIGHT

呼吸のリズムと回数

　呼吸は、息をすって、はいてを1セットで1回と数える。はくときは、すうときの2倍くらいの時間がかかる。
　人間は、からだを動かさずに静かにしているときで、1分間に12～16回くらい呼吸をしている。ただし、数えようと思うと、呼吸の速さが変わってしまうことが多いので、呼吸数を数えるのはたいへんむずかしい。ふつうはおとなより、子どものほうが呼吸の回数が多い。

肺と心臓

酸素を全身にとどけるために協力

　肺で取りこまれた酸素は、どうやって全身に運ばれるのだろうか？　そのしごとは、左右の肺のあいだにある**心臓**が、肺と協力しながらおこなっている。
　心臓のやくわりは、血液をポンプのように押しだして、からだじゅうにとどけること。酸素は、その血液にとけこんで運ばれるのだ。肺の中で酸素を受けとった血液は、いったん心臓に入り、心臓から全身に送りだされる。そして、全身をめぐった血液は、ふたたび心臓にもどってから、また、肺へ送られる。このしくみのために、心臓と肺は、**肺動脈**、**肺静脈**というとくべつな血管でつながっている。

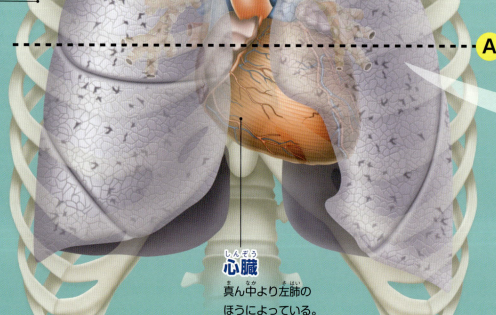

ビューポイント
肺・心臓・まわりの骨

気管

喉頭　気管の入り口（→ P8）。

右肺　　**左肺**

胸骨

肋骨
肺と心臓を守るようにかこんでいる。肺をふくらませる動きにもかかわっている（→ P14、16）。

A

心臓
真ん中より左肺のほうによっている。

ビューポイント：Aを上から見る

胸の空間のほとんどいっぱいに肺がある。心臓は前のほう（おなか側）にあり、背中側には背骨の一部の胸椎がある。

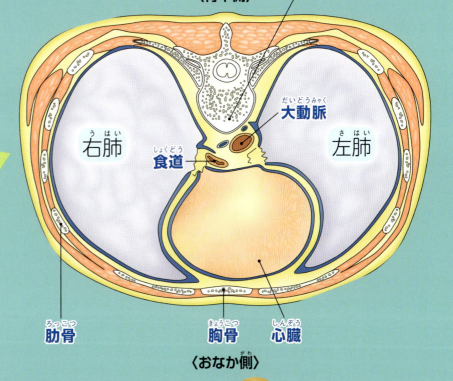

〈背中側〉
胸椎（背骨の一部）
右肺
大動脈
食道
左肺
肋骨
胸骨
心臓
〈おなか側〉

ビューポイント：左肺を切って見る

気管
血液
肺動脈　心臓から肺へ、二酸化炭素を多くふくむ血液が送られてくる。
肺静脈　肺から心臓へ、酸素を多くふくむ血液を送りだす。
血液
気管支

肺の中には、肺胞（→P10）という空気をふくんだ小さなふくろがびっしりつまっているので、肺はスポンジのようにふわふわしている。

肺はふわふわ、心臓は筋肉質！

肺がふわふわしているのに対して、心臓は、血液を強い力で押しださなければならないので、心筋という筋肉の厚いかべでできている。左肺の右下がへこんでいるのも、心臓のほうが肺よりかたいからだ。

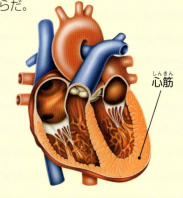

心筋

空気のとおり道
気管と気管支

空気がとおる管である、**気管**と**気管支**を取り出して見てみよう。気管と気管支の外側は、**軟骨**という、やわらかくて弾力のある骨にかこまれている。軟骨がなければ、空気があまり入っていないとき、気管はぺしゃんこになってしまうのだ。

気管を輪切りにして見ると、軟骨はCの字の形をしている。軟骨がない部分は、気管の後ろにある**食道**にふれるところだ。のどの前側に、空気がとおる気管があり、後ろ側に、食べ物がとおる食道があって、気管と食道はふれ合っている。

ビューポイント 気管と気管支を取り出す

口と鼻へつながっている。

甲状軟骨
喉頭にある大きな軟骨で、前にとび出ている。「のどぼとけ」とよばれるのは、この部分。

喉頭
気管の入り口で、のどの前側にある。声を出すための声帯（→P19）がある。

輪状軟骨

A

気管軟骨

気管支軟骨
気管と気管支のまわりをかこんでいる軟骨を、それぞれ気管軟骨、気管支軟骨という。気管ではCの字の形をしているが、気管支のとちゅうからは、ところどころ欠けた輪の形になる。細気管支になると、軟骨はなくなる。

輪状靱帯
軟骨と軟骨をつないでいる。

気管

気管支

左の気管支は、心臓をよけるために大きくカーブしている。

この先も枝分かれしていき、たくさんの細気管支になる。

気道を見る

喉頭と気管は、軟骨を取って横から見たところ。

- **鼻腔**: 鼻の奥に広がっている空間。
- **口腔**: 口の中の空間。
- **喉頭** (→ P18)
- **食道**
- **気管**
- **気管支**

ごく細い細気管支と、その先についた肺胞（→ P10）が、肺いっぱいに広がっている。

気道: 鼻、口、気管、気管支から肺に広がっている細気管支、肺胞までつづく空気のとおり道。

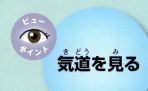

Aを上から見る

〈後ろ側〉食道と接している。

- 気道
- 筋肉（平滑筋）
- 外膜
- 気道粘膜
- 軟骨: 気管をかこむ軟骨はCの字の形。
- 気管腺: ここから粘液を出す。

〈のどの前側〉

気道粘膜を拡大

気管や気管支の内側は、**気道粘膜**でおおわれている。気道粘膜には、**線毛**という細い毛がびっしりはえていて、ほこりなどのゴミが肺へ入るのをふせいでいる。

- **線毛**
- **上皮細胞**: 気道の表面をおおっている。
- **ゴミ**
- **粘液**

気管にほこりなどが入ってくると、**粘液**（ねばり気のある液体）がそれをつつみこみ、線毛が口のほうへ送り返していく。この動きを**線毛運動**という。

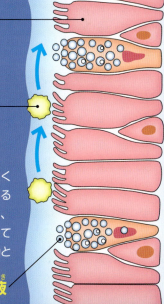

酸素と二酸化炭素の交換場所
肺胞

肺の中では、酸素と二酸化炭素の交換がおこなわれている。これは、**ガス交換**とよばれるしくみだ。くわしく見ると、ガス交換は、細気管支（→P5）の先についている、**肺胞**というとても小さなふくろでおこなわれている。

息をすうと、酸素の多い空気が、肺胞の中に入ってくる。肺胞のまわりは**毛細血管**がとり

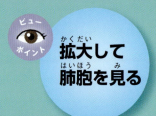

拡大して肺胞を見る

肺の中に広がる細気管支

肺静脈
酸素を多くふくむ血液を、肺から心臓へ運んでいく。

肺動脈
二酸化炭素を多くふくむ血液を、心臓から肺に運んでくる。

細気管支
なんども枝分かれして細くなった気管支。

肺胞
膜でつつまれた空気のふくろのようなもの。大きさは0.1〜0.2mmくらい。左右両方の肺の中には、数億個の肺胞がある。

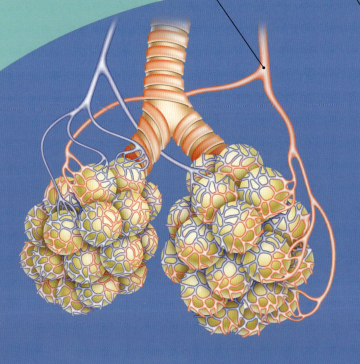

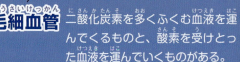

毛細血管 二酸化炭素を多くふくむ血液を運んでくるものと、酸素を受けとった血液を運んでいくものがある。

まいていて、そこには、二酸化炭素の多い血液が流れてくる。そして、肺胞と毛細血管がくっついている部分で、肺胞の酸素は血液の中へ移動し、血液中の二酸化炭素は、肺胞へ移動する。肺胞の中の二酸化炭素は、息をはくときに外へ出ていき、ガス交換の完了だ。

Q 血液はどうやって、酸素を運ぶの？

A 血液の中で、じっさいに酸素を受けとっているのは、赤血球にふくまれている**ヘモグロビン**という成分だ。ヘモグロビンは、まわりに酸素が多いところでは酸素とむすびつき、まわりに酸素が少ないと、酸素を手ばなす性質をもっている。そのため、肺胞では酸素とむすびつき、酸素が少ない細胞まで運んでいくと、酸素を手ばなして、細胞に酸素をわたすことができる。

また、血液の赤い色はヘモグロビンの色で、ヘモグロビンがたくさんの酸素とむすびつくと、血液はあざやかな赤色になる。

ビューポイント ガス交換のしくみを見る

肺胞をとりまく毛細血管の中の血液と、肺胞の中の空気とのあいだで、ガス交換がおこなわれる。

肺動脈からつづく毛細血管
肺胞の中へ二酸化炭素を出す。

赤血球（二酸化炭素が多い）

二酸化炭素

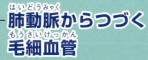

肺静脈へつづく毛細血管
肺胞から酸素を受けとる。

酸素

赤血球（酸素が多い）

SPOTLIGHT 肺動脈に、静脈血が流れる理由

酸素を多くふくむ血液を**動脈血**といい、二酸化炭素を多くふくむ血液を**静脈血**という。動脈は、心臓から外へ出ていく血管で、静脈は、心臓の中へ入っていく血管だ。

からだの肺以外の場所では、動脈の中を動脈血が流れて、静脈の中を静脈血が流れている。ところが、肺と心臓をつなぐ血管でだけ、反対のことがおこっている。なぜそうなるのか、下の表で確かめよう。

血管の種類		中を流れる血液の種類	
動脈	心臓を出て、からだの肺以外の部分へ行く。	動脈血	酸素の多い血液。心臓から、からだじゅうにとどけられる。
静脈	からだをめぐったあと、心臓の中へ入る。	静脈血	からだの細胞が出した二酸化炭素を多くふくむ血液。
肺動脈	心臓を出て、肺へ行く。	静脈血	ガス交換をする前の、二酸化炭素の多い血液。
肺静脈	肺を出て、心臓の中へ入る。	動脈血	ガス交換が完了して酸素が多くなった血液。

マルチアングル人体図鑑 呼吸器

ねむっているときも、酸素を取りこむ
脳が呼吸をコントロー

　人間は、呼吸をすることで酸素をからだに取りこんでいるが、酸素はなんのために必要なのだろう？

　酸素は、血液によって、からだじゅうの細胞へ運ばれていく。また、栄養素も血液によって細胞へ運ばれる。そして細胞の中では、酸素をつかって栄養素をエネルギーに変えるしごとがおこなわれる。酸素のやくわりは、栄養をエネルギーに変えることだ。

　酸素がなければ、人間は生きていくことができない。とくに最初にこまるのが脳だ。酸素がなくなると15秒くらいで意識がなくなり、3分以上たつと、脳の細胞がこわれ始め、5分以上たつと、脳のもっとも重要な部分まで完全にこわれてしまう。そうならないために、脳は、いつでも無意識のまま呼吸ができるようにコントロールしている。脳の延髄というところが、ねむっているときでも呼吸がおこなわれるように、呼吸筋（→P14）へ指令を送っているのだ。

ビューポイント　脳の中を横から見る

大脳皮質
大脳の表面に近い部分。無意識にする呼吸ではなく、深呼吸するときや、息を止めるときなどは、この部分が指令を出す。

延髄
ふだん、無意識に呼吸ができるように指令を出している部分。呼吸のほか、心臓を動かすなど、生きるための基本的なはたらきをコントロールしている。また、くしゃみ、せき、あくび（→P22）などをすることにも延髄がかかわっている。

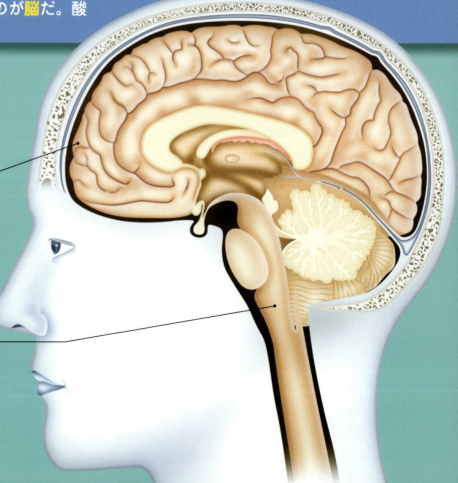

細胞の呼吸

血液から酸素を取りこんだ**細胞**は、エネルギーをつくったあと、二酸化炭素を血液中に出す。つまり、細胞は肺と同じように呼吸をしているのだ。ちがうのは、肺は空気から、細胞は血液から酸素を取りこむこと。肺の呼吸を**外呼吸**、細胞の呼吸を**内呼吸**とよぶこともある。

じっさいにエネルギーをつくり出すしごとは、細胞の中にある**ミトコンドリア**という細胞小器官がおこなっている。

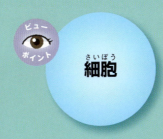

ビューポイント　**細胞**

細胞の中には、いろいろなやくわりをもった何種類もの小さな器官があり、細胞小器官とよばれる。酸素が最後にたどり着くのは、**ミトコンドリア**という細胞小器官だ。

ミトコンドリア

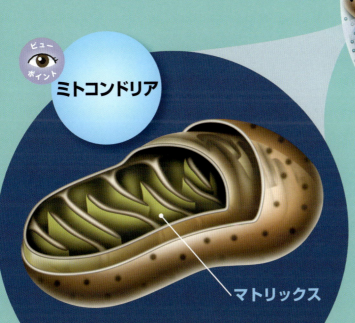

ビューポイント　**ミトコンドリア**

マトリックス

ミトコンドリアの中には、ひだにかこまれたマトリックスという空間があり、ここでエネルギーがつくられる。そのとき、どのような変化がおこるのか、下の図で見てみよう。

酸素と栄養素が、エネルギーと二酸化炭素に変わる！

ミトコンドリアは、酸素、食べ物から取り入れた栄養素、水をつかい、エネルギーになる**ATP（アデノシン三リン酸）**という物質をつくりだす。ATPはミトコンドリアの中にたくわえられ、エネルギーをつかうときに、さっと分解される。エネルギーは急にたくさん必要になることがあるので、すぐにつかえる形でたくわえておくのだ。

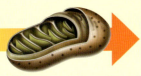

| 栄養素（ブドウ糖） | ＋ | 酸素 | ＋ | 水 | → | ATP | ＋ | 二酸化炭素 | ＋ | 水 |

栄養素は、消化のはたらきでブドウ糖になっている。

すった息（空気）から取り入れる。

必要なときに分解されてエネルギーになる。

はく息としてからだの外に出す。

よぶんな水は、水蒸気になってはく息に混ざったり、汗や尿になってからだの外に出る。

肋間筋と横隔膜が外からはたらきかける
肺を動かす筋肉

7ページの絵を見て、肺には筋肉がないことに気づいただろうか？　肺のやくわりは、まず、空気をたくさん取りこむことなので、じぶんでは筋肉をもっていない。そのかわり、まわりの筋肉が動いて、肺をふくらませたり、しぼませたりしている。

肺を動かすおもな筋肉は、**肋間筋**と**横隔膜**の2種類だ。呼吸のしごとにかかわる筋肉なので、**呼吸筋**ともよばれる。肋間筋は、その名のとおり、**肋骨**と肋骨のあいだにある。横隔膜は、胸の底の部分の筋肉だ。それぞれどんな動きをするのか、16ページで見てみよう。

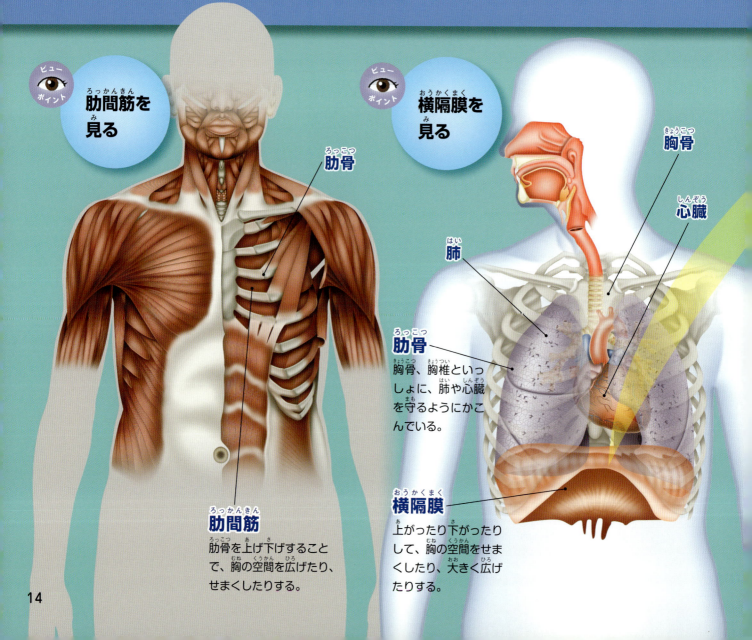

ビューポイント **肋間筋を見る**

ビューポイント **横隔膜を見る**

肋骨

肋間筋
肋骨を上げ下げすることで、胸の空間を広げたり、せまくしたりする。

胸骨

心臓

肺

肋骨
胸骨、胸椎といっしょに、肺や心臓を守るようにかこんでいる。

横隔膜
上がったり下がったりして、胸の空間をせまくしたり、大きく広げたりする。

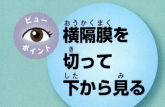

ビューポイント　横隔膜を切って下から見る

横隔膜は胸の底になっていて、ここから下は腹部（おなか）になる。太い血管や食道が、横隔膜をつきぬけてとおっている。横隔膜は、しゃっくりが出る原因にもなる（→P23）。

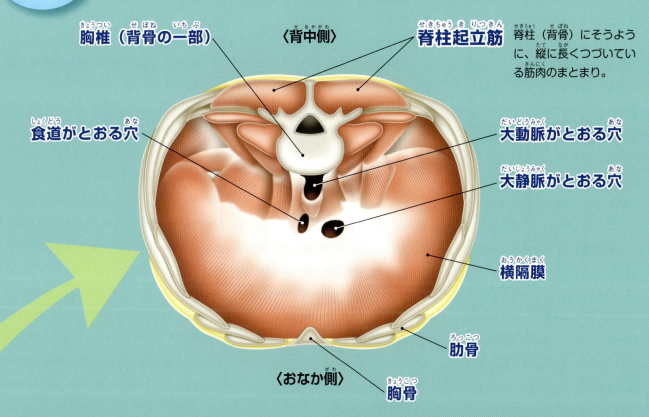

- 胸椎（背骨の一部）
- 〈背中側〉
- 脊柱起立筋 — 脊柱（背骨）にそうように、縦に長くつづいている筋肉のまとまり。
- 食道がとおる穴
- 大動脈がとおる穴
- 大静脈がとおる穴
- 横隔膜
- 肋骨
- 〈おなか側〉
- 胸骨

Q 呼吸筋は、思ったように動かせる？

A 筋肉は、じぶんの意志で動かそうと思って動かせる**随意筋**と、動かそうと思っていないのに、かってに動く**不随意筋**に分けられる。たとえば心臓は、止めようと思っても、止めることはできない。心臓を動かす心筋は、不随意筋だ。一方、手や足を動かすときにつかう骨格筋は、じぶんの意志で動かせる随意筋だ。では、呼吸筋の肋間筋や横隔膜はどちらだろう？

答えは、じぶんの意志で息を止めることなどができるので、随意筋だ。でも、ねむっているときは、かってに呼吸筋が動いて息をするし、息をずっと止めていれば苦しくなって、息をしてしまう。

そんなふうに、意志で動かせる場合と、意志とは関係なく動いてしまう場合があるのは、**延髄**と**大脳皮質**という、脳のべつべつの部分が呼吸筋に指令を出すからだ（→P12）。呼吸筋は、ふだんは延髄から、自分の意志で動かすときは大脳皮質から、指令を受けているのだ。

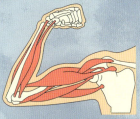

骨格筋は随意筋

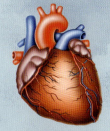

心筋は不随意筋

肺、肋骨、横隔膜が変化する
呼吸をする胸の動き

肺は、ふうせんに似ていて、何もしないでいるとしぼんでしまう。じぶんでふくらむことができないので、呼吸をするときには、つぎのようなしくみがはたらいている。

息をすうときは、**肋間筋**がちぢみ、**肋骨**の前側が上がる。肋骨はふだん、後ろから前に向かって下がっているので、前側が上がると、胸の空間が広くな

ビューポイント
息をすう

1
肋骨と肋骨のあいだにある肋間筋がちぢんで、肋骨の前側が上がる。

2
同時に、横隔膜がちぢんで、中央がへこむように下がる。

3 4
胸の空間が広くなる。すると、胸の中の圧力が、外の圧力より小さくなり、空気が流れこむ。

4 気管
胸の空間が広がると、空気が流れこむ。

1 肋骨
前側が上がる。

3 肺
ふくらむ。

2 横隔膜
へこむように下がる。

● すう息（吸気）の成分
（空気中の成分と同じ）

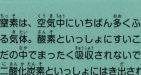

二酸化炭素 約0.04％
水蒸気（水分） 場所などによって変わる。
その他
酸素 約21％
窒素 約78％

窒素は、空気中にいちばん多くふくまれている気体。酸素といっしょにすいこむが、からだの中でまったく吸収されないで、そのまま二酸化炭素といっしょにはき出される。

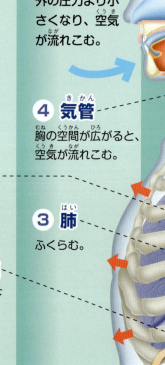

る。それと同時に、横隔膜がちぢんで位置が下がり、胸の空間がさらに広くなる。すると、胸の中の圧力（押す力）が小さくなるため、気管をとおって空気が肺に流れこむ。

反対に、息をはくときは、肋間筋や横隔膜がゆるんで、肺がしぜんにちぢんでいくので、空気が押しだされる。

腹式呼吸と胸式呼吸

ねむっている人のおなかは、呼吸にあわせて上下している。これは**腹式呼吸**といい、**横隔膜**がはたらく呼吸だ。一方、運動で息が切れたときなどは、胸が大きく動き、「肩で息をする」などともいわれる。これは**胸式呼吸**といい、**肋骨**がはたらく呼吸だ。ふだんは、腹式呼吸と胸式呼吸をいっしょにしているが、運動したときなどは、胸式呼吸が中心になる。胸式呼吸のほうが酸素をすばやく取りこめるからだ。

腹式呼吸のよいところは、リラックスする神経とつながっていること。気もちを落ちつかせたいときは、横隔膜を動かすようにおなかをつかって呼吸してみよう。

ビューポイント 息をはく

1 肋間筋がゆるみ、肋骨の前側が下がる。

2 同時に、横隔膜もゆるむ。

3 4 肺がちぢんでいき、その力で空気が押しだされる。

4 気管
空気が押しだされる。

1 肋骨
前側が下がって元の形になる。

3 肺
しぼむ。

2 横隔膜
ゆるんで中央が高い位置にもどる。

はく息（呼気）の成分

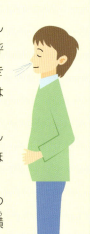

- 水蒸気（水分）　すった息よりふえる。
- 二酸化炭素　約4%
- その他
- 酸素　約16%
- 窒素　約78%

のどと声帯

空気がとおって声になる

9ページでも見たように、のどには、空気のとおり道の**気管**と、食べ物のとおり道の**食道**がとおっている。のどの上のほうには、まず、食道の入り口である**咽頭**があり、空気もはじめはここをとおる。そのあと、気管と食道に分かれるところには、**喉頭蓋**という軟骨があり、食べ物が気管に入っていかないように、ふたのやくわりをする。喉頭蓋から下が、気管の入り口である**喉頭**だ。喉頭には、**声帯**というひだがあり、空気がこのひだをとおるときに声がつくりだされる。

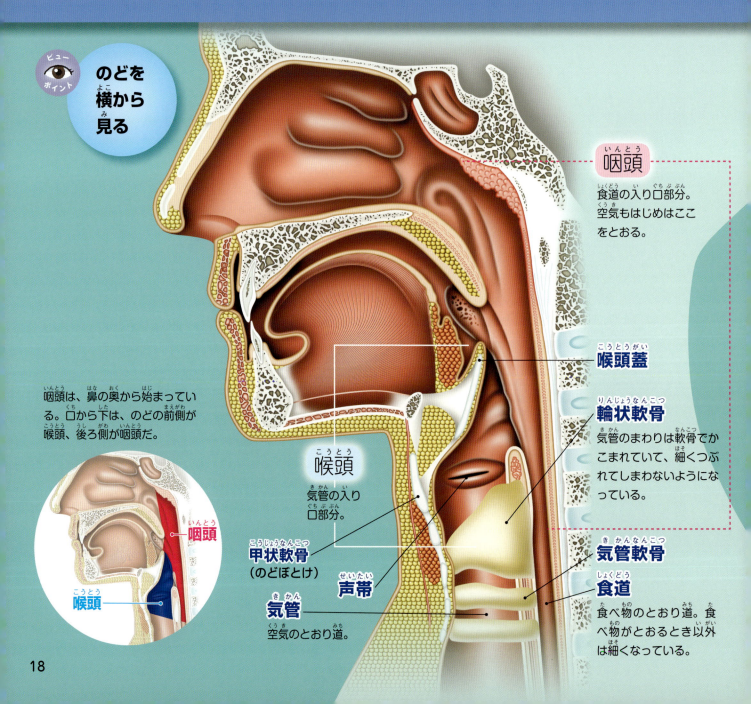

ビューポイント　のどを横から見る

咽頭
食道の入り口部分。空気もはじめはここをとおる。

喉頭蓋

輪状軟骨
気管のまわりは軟骨でかこまれていて、細くつぶれてしまわないようになっている。

気管軟骨

食道
食べ物のとおり道。食べ物がとおるとき以外は細くなっている。

咽頭は、鼻の奥から始まっている。口から下は、のどの前側が喉頭、後ろ側が咽頭だ。

咽頭
喉頭

喉頭
気管の入り口部分。

甲状軟骨（のどぼとけ）

声帯

気管
空気のとおり道。

喉頭をくわしく見る

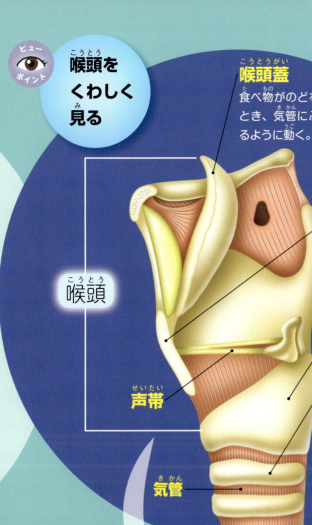

喉頭蓋
食べ物がのどをとおるとき、気管にふたをするように動く。

甲状軟骨
大きな軟骨で、このとび出た部分が、「のどぼとけ」とよばれる。

輪状軟骨

気管軟骨
気管のまわりをCの字の形にかこんでいる（→ P8）。

喉頭

声帯

気管

Q かぜをひくと声がかすれるのはなぜ？

A かぜをひいたときや、大声をたくさん出したあとなどは、声がかすれることがある。それは、声帯がはれて、うまく閉じなくなってしまうからだ。
　また、声帯のふるえ方が速いほど声が高くなり、おそいと声が低くなる。だから声帯がはれると、ふるえ方がおそくなって、ふだんより声が低くなる。
　そんなときは、むりに声を出そうとしないで、のどを休めて、はれがひくのを待とう。

声帯を上から見る

声帯は、前庭ひだと声帯ひだという2組の筋肉のひだでできている。左右の声帯ひだのあいだを声門といい、このすきまをせまくして息をはき出すと、声が生まれる。
せまいすきまを空気がとおるときに声帯ひだがふるえ、同じように空気もふるえる。音とは、空気のふるえを耳が感じとったものだ。
声帯で生まれた音は、咽頭をとおって、口腔（口の中の空間）や鼻腔（鼻の奥の空間）でひびいて大きくなり、外へ出ていく。

呼吸をしているとき

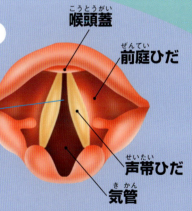

喉頭蓋
前庭ひだ
声門
息をすうときと、声を出さないで息をはくときは、ハの字型に開いている。
声帯ひだ
気管

声を出すとき

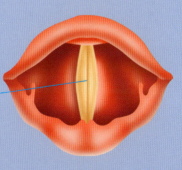

声門
声を出すときは声門がせまくなり、ここをいきおいよく空気がとおって声帯のひだをふるわせる。

マルチアングル人体図鑑 呼吸器

鼻のやくわり

肺のために空気をきれいにする

　鼻には、「空気のとおり道になる」「声をひびかせる」「においをかぐ」といったやくわりがある。ここでは、「空気のとおり道」としてのやくわりを見ていこう。

　息をすうと、空気は**外鼻孔**（鼻の穴）から入り、鼻毛のはえている**鼻前庭**をとおって、**鼻腔**の奥へと入っていく。鼻腔は、口の上に広がっている空間で、鼻腔の上には目と脳がある。

　鼻腔には**鼻甲介**というでっぱりが3つあり、3つの**鼻道**をつくっている。空気は鼻道をとおりながら、**粘膜**にふれて、ゴミが取りのぞかれ、あたためられて、しめり気をあたえられる。これらはみんな、のどや肺を傷つけないための、鼻の大切なやくわりだ。

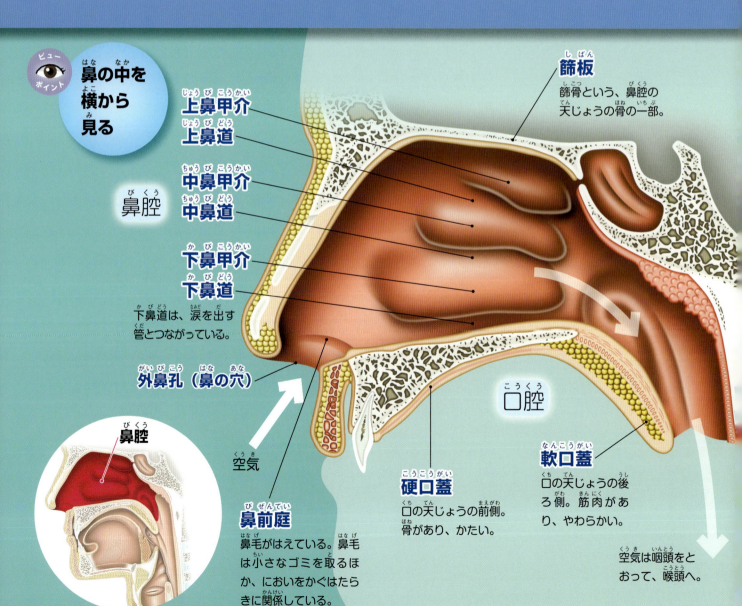

ビューポイント：鼻の中を横から見る

- 篩板：篩骨という、鼻腔の天じょうの骨の一部。
- 上鼻甲介
- 上鼻道
- 中鼻甲介
- 中鼻道
- 下鼻甲介
- 下鼻道：下鼻道は、涙を出す管とつながっている。
- 鼻腔
- 外鼻孔（鼻の穴）
- 空気
- 鼻前庭：鼻毛がはえている。鼻毛は小さなゴミを取るほか、においをかぐはたらきに関係している。
- 硬口蓋：口の天じょうの前側。骨があり、かたい。
- 軟口蓋：口の天じょうの後ろ側。筋肉があり、やわらかい。
- 口腔
- 空気は咽頭をとおって、喉頭へ。

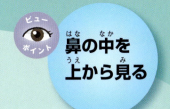

ビューポイント　鼻の中を上から見る

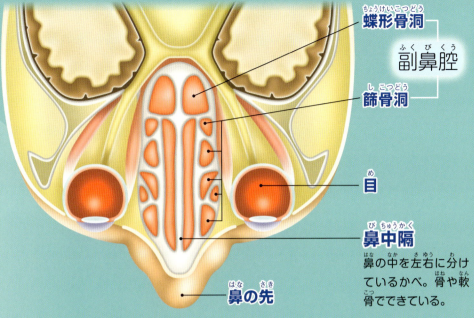

- 蝶形骨洞
- 篩骨洞
- 目
- 鼻中隔 — 鼻の中を左右に分けているかべ。骨や軟骨でできている。
- 鼻の先

｝副鼻腔

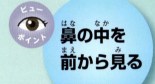

ビューポイント　鼻の中を前から見る

鼻のまわりには、鼻腔とつながっている空洞（空気が入っている穴）がいくつかあり、これらをまとめて**副鼻腔**とよぶ。

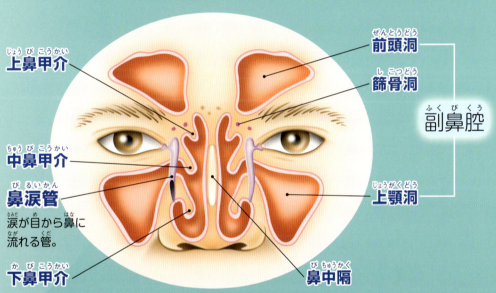

- 上鼻甲介
- 中鼻甲介
- 鼻涙管 — 涙が目から鼻に流れる管。
- 下鼻甲介
- 前頭洞
- 篩骨洞
- 上顎洞
- 鼻中隔

｝副鼻腔

■鼻毛の電子顕微鏡写真

- 鼻毛についた花粉
- 鼻毛

大きなゴミは、鼻毛でからめとられる。

■鼻の粘膜の電子顕微鏡写真

- 線毛

鼻腔も、気管と同じように**粘膜**でおおわれ、**線毛**がはえている（→ P9）。鼻毛がつかまえられなかった小さなゴミや細菌などは、線毛が運びだして、できるだけ気管へ入らないようにふせいでいる。また、鼻腔の粘膜には血管がたくさんとおっている。そのため、鼻血が出やすいが、血液が空気をあたためてくれるので、肺にちょくせつ冷たい空気が入らずにすむ。

マルチアングル人体図鑑 呼吸器

はく息、すう息といっしょに出る
くしゃみ、せき、あくび、

くしゃみ

ときどき鼻がむずがゆくなって、くしゃみが出る。むずがゆさの原因は、鼻毛や、鼻腔の粘膜にはえている**線毛**（→P21）に、小さなゴミがくっついたり、冷たい空気が入ってきて粘膜をしげきすることだ。小さなゴミの中には、細菌、ウイルスなど、からだに入るとけんなものもある。そこで、鼻の粘膜にある神経が、何かが入ってきたことをすばやく感じとり、呼吸器をつかって外に追いだす。これが、くしゃみのしくみだ。

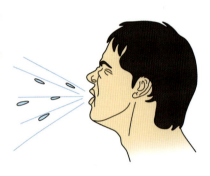

せき

からだの中に入ってほしくないものが、鼻腔をとおりぬけて、のどや気管にまで入ってきてしまうことがある。するとこんどは、のどや気管をおおっている粘膜の神経が反応して、これらを追いだすために、せきが出る。かぜをひいてせきが出るときは、のどまで細菌やウイルスが入りこんでいて、それを肺の中へ入れないために、のどや気管がたたかっているのだ。

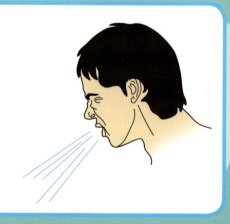

Q くしゃみ、せきのスピードのひみつは？

A くしゃみや、せきが出るときのことを思いうかべてみよう。とくに大きなくしゃみのときは、最初に、すばやく息をすいこんでいるはずだ。このとき、肺にはたくさんの空気がためこまれる。そのあといっしゅん、息を止める時間がある。このとき声帯（→P19）は、ぴったり閉じている。そして、声帯がパッと開くと同時に、たくさんの空気がいちどに出ていく。こうやってはく息にいきおいをつけて、スピードを出しているのだ。このスピードは新幹線とほぼ同じで、時速300kmくらいだ。

しゃっくり

「くしょん！」「ごほっ、ごほっ」「ひっく」「ふわ～」…。こんな声といっしょに出てくるものには、呼吸器とのかかわりがある。くしゃみと、せきのちがいはなんだろう？あくびや、しゃっくりはどうして出るのだろう？ そのしゅんかん、からだの中で何がおこっているのだろう？それぞれに関係する器官を見ながら、ひとつずつ考えていこう。

あくび

あくびは、"脳の深呼吸"のようなものかもしれない。脳に酸素がたりなくなったときに、たくさんの酸素を取りこもうと、脳が命令して、大きく息をすいこむと考えられているのだ。また、あくびをすると、あごの筋肉が伸びて、脳がしげきされる効果もある。さらに、大きく息をすうことで血液の流れがよくなる。こういったいくつかの効果で、ねむくなったり、たいくつしたりしている脳をはっきりさせることが、あくびのやくわりだといわれている。

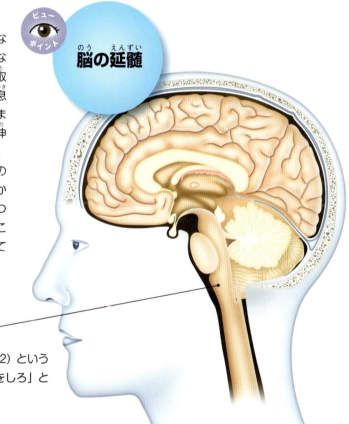

ビューポイント
脳の延髄

延髄
脳の延髄（→ P12）という部分が「あくびをしろ」という命令を出す。

しゃっくり

しゃっくりに関係しているのは、胸の底にある筋肉の**横隔膜**（→ P14）と、**声帯**だ。横隔膜は、ちょっとしたしげきで、けいれん（ふるえ）をおこすことがある。けいれんによって横隔膜が急にちぢむとき、息がすいこまれながら、のどの筋肉がちぢんで声帯がピタッと閉じる。このときに出るのが「ひっく」という声だ。

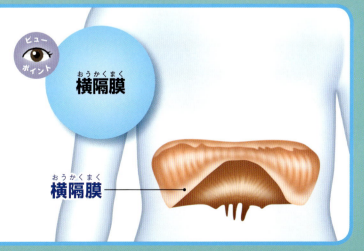

ビューポイント
横隔膜

横隔膜

呼吸器の病気

排気ガスやタバコは呼吸器の敵！

呼吸をするためにはたらいている、鼻、のど、気管、肺など、どこかひとつにでも異常がおこれば、たちまち息がしづらくなったり、苦しくなったりする。たとえば、かぜをひいたときは、呼吸器のどこかに**炎症**がおこって、熱をもったり、赤

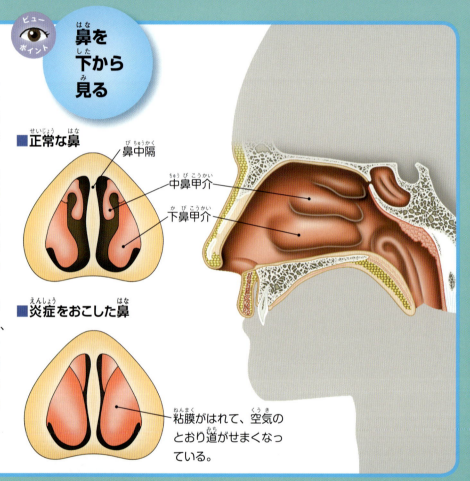

ビューポイント：**鼻を下から見る**

■正常な鼻
- 鼻中隔
- 中鼻甲介
- 下鼻甲介

■炎症をおこした鼻
- 粘膜がはれて、空気のとおり道がせまくなっている。

鼻づまり

鼻は、外の空気といっしょに入ってくる細菌やウイルスなどの病原体と、まっさきにたたかう場所だ。だから、かぜをひくと、最初に鼻水が出たり、鼻がつまったりする。

鼻がつまるのは、鼻の粘膜が**炎症**をおこして、はれるからだ。鼻水は、病原体を追いだそうとして出てくる。鼻がつまるのもつらいけれど、ここで病原体に勝ち、のどや気管への侵入をふせぐことができれば、かぜはそれ以上は重くならずに、早く治る。

ところで、鼻の穴（外鼻孔）は、いつも開いているけれど、じつは2つの穴は、交互に休んでいるらしい。空気をとおすほうの穴は粘膜がちぢみ、休むほうは粘膜がふくらむしくみだ。人によって差はあるが、およそ1〜3時間くらいで、はたらくほうと休むほうが入れかわる。

Q 黄色い鼻水のしょうたいは？

A 鼻水がねばって、黄色くなることがあるが、これは、うみが鼻水にまじったときだ。病原体などが、鼻腔から、さらにおくの副鼻腔（→P21）にまで入って、炎症をおこすことがある。これは、**副鼻腔炎**といって、炎症がひどくなると、うみがたまりやすくなるのだ。うみは、病原体と白血球がたたかったあとのかけらなどでつくられる。副鼻腔炎は、ふつうの鼻づまりより重い症状なので、しっかり治さなくてはいけない。

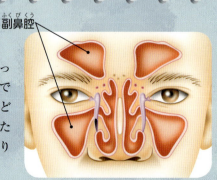

副鼻腔

くはれたりする。
　炎症は、からだが、病原体などの敵とたたかっておこる反応だ。たたかうのは、おもに血液の中の**白血球**なので、敵が入ってきた場所に血液があつまる。そして、はれ、熱、痛みなどがおこるが、これは、からだが病原体とたたかっているしょうこだ。

気管支を見る

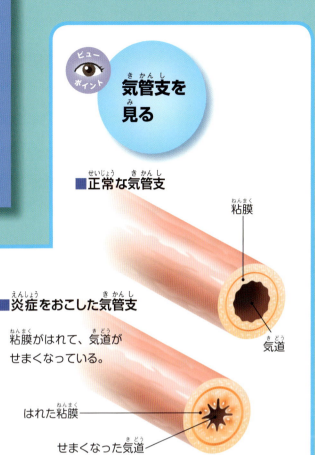

■ 正常な気管支
粘膜
気道

■ 炎症をおこした気管支
粘膜がはれて、気道がせまくなっている。
はれた粘膜
せまくなった気道

気管支ぜん息

　気管支ぜん息は、気道（空気のとおり道）が炎症をおこしてせまくなり、とつぜん息が苦しくなる発作を、なんどもくり返す病気だ。発作がおこるときは、気道がせまくなっているので、息をするときに「ぜー、ぜー」「ひゅー、ひゅー」という音がしたり、せきが止まらなくなったりする。
　炎症をおこす原因は、ほこり、ダニ、花粉、食べ物などに対するアレルギーなどで、ほかにもタバコのけむり、排気ガス、気温の変化などでおこることもある。原因がわかれば、それをできるだけさけることがいちばん大切だ。

タバコが原因になる肺の病気

　タバコをすうことでなりやすい病気がいくつかある。そのうちのひとつは、**慢性閉塞性肺疾患**（英語で**COPD**※と略してよぶことが多い）だ。長いあいだタバコをすっていると、肺が炎症をおこしたままになり、気道がせまくなって、肺胞（→P10）もこわれてしまう。

　また、**肺がん**もタバコとの関係がとても深いことがわかっている。タバコをすわない人でも肺がんになることはあるが、タバコをすう人のほうが、肺がんになることがずっと多いのだ。

※COPDは、Chronic Obstructive Pulmonary Diseaseの頭文字。

■ 健康な肺

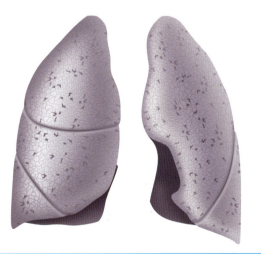

■ タバコをすった肺　長いあいだタバコをすって、よごれた肺。

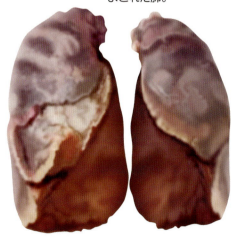

水の中で、どうやって息をする？
クジラ、魚、カエルの呼吸

クジラの呼吸

ミンククジラの肺を見てみよう。クジラは、海の中にいるあいだは息を止めていて、呼吸をするために、海面まで上がってくる。1回の呼吸で海にもぐっていられる時間は、ミンククジラは最高で25分くらい。1時間以上もぐっていられる種類のクジラもいる。

ビューポイント ミンククジラ
体長は8〜9mくらい

噴気孔（鼻の穴）
海面から出てきたときに、ここで息をする。息をはくときに上がる大きな水しぶきは、「しおふき」とよばれる。人間の鼻の穴と同じように、鼻道（→P20）や気管で肺までつながっている。

魚の呼吸

魚は、水にふくまれている酸素を、えらの血管から取りこむことで呼吸している。ギンブナのえらを見てみよう。魚のほか、イカ、タコ、貝のなかまなども、えら呼吸をしている。

ビューポイント ギンブナ

ビューポイント アオガエル

口を開けて水を取り入れ、えらから水を出すときは口を閉じる。

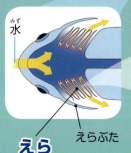
水 / えら / えらぶた

■えらを拡大
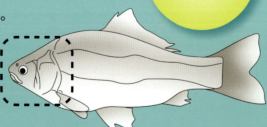

血管
水から酸素を取りこみ、水の中へ二酸化炭素を出す。

鰓弁
たくさんの血管がとおっている。

肺 カエルの肺のまわりには、じょうぶな肋骨や筋肉がないので、口の下側を上下に動かすことで、肺に空気を送りこんでいる。

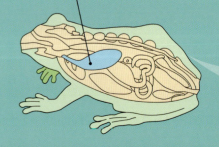

人間以外の生物は、どんなふうに呼吸をしているのだろう。たとえば、水の中にすんでいる生きものは？

魚は、空気のかわりに、水から酸素を取りこんでいる。魚には肺がなく、えらにある血管が、水にふくまれている酸素を吸収するのだ。同じ水の中で生活していても、クジラは、人間と同じ哺乳類のなかまで、肺をつかって呼吸している。魚のようにえらをつかう呼吸を**えら呼吸**、人間やクジラのように、肺をつかう呼吸を**肺呼吸**という。また、皮膚からちょくせつ酸素を取りこむ**皮膚呼吸**という方法もある。

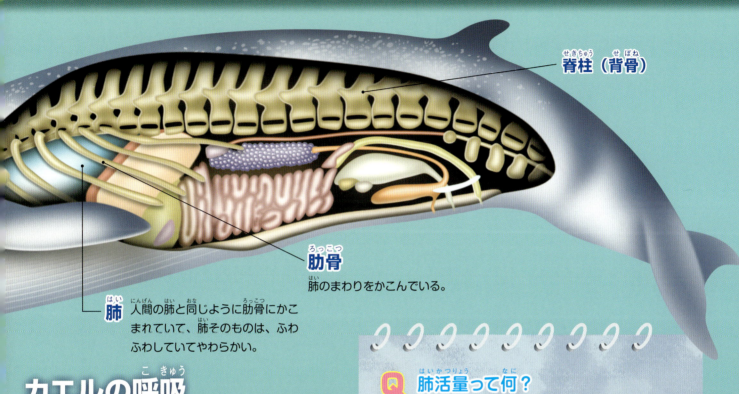

脊柱（背骨）

肋骨 肺のまわりをかこんでいる。

肺 人間の肺と同じように肋骨にかこまれていて、肺そのものは、ふわふわしていてやわらかい。

カエルの呼吸

カエルは、両生類という種類の生物で、子ども（オタマジャクシ）のときは水の中にすんで、えら呼吸をしているが、おとなになると肺呼吸をするようになる。また、カエルは、呼吸の半分は肺呼吸だが、あとの半分は、皮膚呼吸といって、皮膚から直接、酸素と二酸化炭素の出し入れをしている。

● **皮膚呼吸のしくみ**

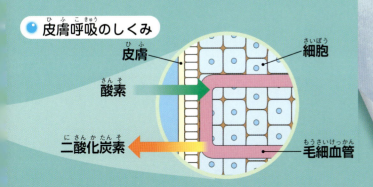

Q 肺活量って何？

A 人間がふつうに呼吸をしているとき、1回の呼吸で肺に入れる空気の量は約500mlだ。**肺活量**は、ふつうの呼吸ではなく、思いきり深く息をすいこんで、思いきりはききった空気の量のこと。おとなの女性は約2500〜3500ml、男性は約3000〜4000mlの肺活量がある。なぜ、肺活量をはかるかというと、肺のはたらきを知るのに役立つからだ。肺の病気などで、肺活量がへることがあるし、運動によって肺活量をふやすこともできる。

クジラは、人間より肺活量がずっと多いので、海に長くもぐっていることができる。ほかに、赤血球が大きくて酸素をたくさん取りこめることなども、長くもぐれるひみつのようだ。

鳥、昆虫、植物の呼吸

息をするための、それぞれのしくみ

鳥の呼吸

鳥も、人間と同じような肺をもっていて、肺呼吸をしているが、人間とちがうのは、肺のまわりに気のうというふくろをもっていること。空気はまず、後ろの気のうに入ってから、肺に送られて、前の気のうから外に出ていく。空気が一方通行になるので、肺の中には、いつも酸素の多い空気がじゅうぶんにあり、酸素の取りこみがらくになる。

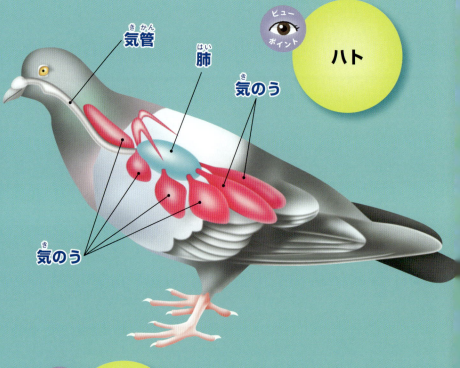

ビューポイント ハト

昆虫の呼吸

昆虫には肺がなく、気門という穴から空気を取り入れているものが多い。気門は、気管につながり、気管は枝分かれして細くなり、からだじゅうに酸素をとどける。また、ミツバチやハエなどは、大きな気のうをもっている。

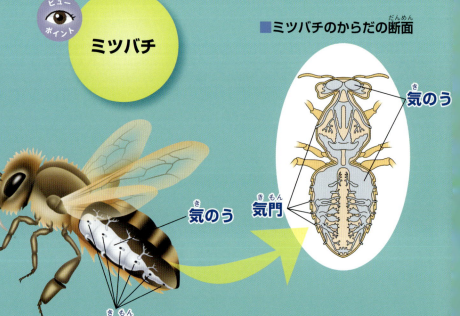

ビューポイント ミツバチ

■ミツバチのからだの断面

空を飛びながら呼吸をする鳥は、できるだけらくに息ができるように、からだの中にとくべつなしくみがある。肺のまわりに気のうという袋があり、空気の出入りを助けているのだ。植物も、酸素を取り入れて呼吸をしている。

ただし植物は、ほかの生物とはちがい、光合成という、じぶんで酸素をつくりだすしくみももっている。植物は、地球全体の酸素や二酸化炭素のバランスをたもつために、なくてはならない大切な生物だ。

植物の呼吸

植物ももちろん、呼吸をしている。葉に気孔という穴があり、そこが酸素と二酸化炭素の出入り口だ。光合成をするときも、気孔が出入り口になる。ただし呼吸とは逆に、二酸化炭素を取りこみ、酸素を出すしくみだ！

光合成は、光のエネルギーをつかって、二酸化炭素と水を材料に、糖などの栄養をつくるはたらきだ。このとき、酸素もできるので、植物はそれを外に出す。光合成は、植物の細胞だけが持っている葉緑体が、光を浴びたときにおこなわれるはたらきなので、光合成をおこなえるのは植物だけだ。

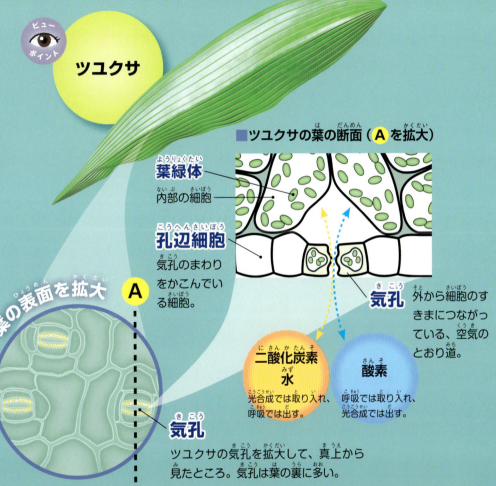

ツユクサ

■ツユクサの葉の断面（Aを拡大）

葉緑体
内部の細胞
孔辺細胞
気孔のまわりをかこんでいる細胞。
気孔
外から細胞のすきまにつながっている、空気のとおり道。

葉の表面を拡大

気孔
ツユクサの気孔を拡大して、真上から見たところ。気孔は葉の裏に多い。

二酸化炭素
水
光合成では取り入れ、呼吸では出す。

酸素
呼吸では取り入れ、光合成では出す。

地球の二酸化炭素がふえると…

地球は100年ちょっと前から、あたたかくなってきている。これは「地球温暖化」とよばれ、原因は、二酸化炭素がふえて、地球に熱を閉じこめるからだといわれている。温暖化がすすむと、洪水や台風が多くなったり、海の温度が上がってサンゴが死んでしまったり、ほかにも多くの問題がおきてくる。二酸化炭素は、エネルギーをつくるために石油などを燃やすことや、開発のために森林をなくすことなどが原因でふえている。植物が少なければ、光合成でつかわれる二酸化炭素の量も少ないのだ。

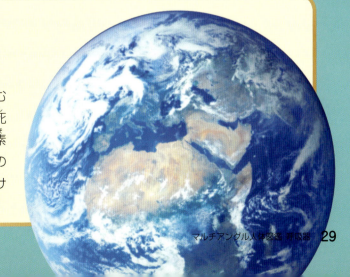

マルチアングル人体図鑑 呼吸器
さくいんと用語解説

太い数字は、くわしく紹介しているページです。

あ

ATP……**13**
あくび……**23**
アデノシン三リン酸……13
咽頭……**18**
えら……26
えら呼吸……**27**
炎症……**24**, **25**
延髄……**12**, 15, 23
横隔膜……**14〜17**, 23

か

外呼吸……13
外鼻孔……**20**, 24
ガス交換……10, **11**
下葉……4
気管……**5**, 6, 7, **8**, 9, 16〜**18**, 19, 28
気管支……**5**, 7, **8**, 9, **25**
気管支ぜん息……**25**
気管支軟骨……**8**
気管腺……9
気管軟骨……**8**, 18, **19**
気孔……**29**
気道……9
気道粘膜……9
気のう……**28**, 29
気門……**28**
胸骨……6, 7, 14, 15
胸式呼吸……**17**
胸椎……7, 15
胸膜……4
くしゃみ……**22**
血液……6, 10, **11〜13**
口腔……9, 19
硬口蓋……20

さ

光合成……29
甲状軟骨……**8**, 18, **19**
喉頭……5, 6, 8, 9, **18**, **19**
喉頭蓋……18, 19
孔辺細胞……29
呼吸……**4**, 5, **12**, **13**, 14〜17, 24, **26〜29**
呼吸筋……12, **14**, 15

さ

細気管支……**5**, 10
細胞……12, **13**
からだをつくっている、いちばん小さなまとまり。細胞のひとつひとつが呼吸をしている。
酸素……4, 6, **10〜13**, 16, 17, 23, **26〜29**
COPD……**25**
篩板……20
しゃっくり……**23**
上皮細胞……9
静脈血……11
上葉……4
食道……7, 8, **18**
心筋……7
心臓……6, 7, 14
随意筋……15
声帯……**18**, **19**, **22**, 23
声帯ひだ……19
声門……19
せき……**22**
脊柱起立筋……15
赤血球……11
前庭ひだ……19
線毛……9, **21**, 22
線毛運動……9

た

大静脈……15
大動脈とともに、からだでいちばん太い血管。胸から上の血液を心臓にもどす上大静脈と、胸から下の血液を心臓にもどす下大静脈がある。
大動脈……7, 15
大静脈とともに、からだでいちばん太い血管。心臓の上から出たあと、カーブして下に行き、腸のあたりで2本に分かれるまでの部分。
大脳皮質……**12**, 15
窒素……16, 17
中葉……4
動脈血……11

な

内呼吸……13
軟口蓋……20
軟骨……8, 9
二酸化炭素……4, 10, **11**, **13**, 16, 17, 27, **29**
粘液……9
粘膜……20, **21**, 22, 24, 25
脳……**12**, 15, 23
のど……5, **18**

は

肺……**4〜7**, 9〜11, 14〜17, 20, 22, 25〜29
肺活量……**27**
肺がん……**25**
肺呼吸……**27**
肺静脈……6, **7**, **10**, 11
肺動脈……6, **7**, **10**, 11
肺胞……7, **10**, **11**, 25

| 白血球 | 25 |

血液の成分。病原体とたたかうもの、病原体を食べるように取りこんでしまうもの、病原体の情報をほかの細胞に伝えるものなど、いろいろな種類の白血球がある。

鼻	20〜22, 24
鼻毛	20, **21**, 22
鼻づまり	24
鼻の穴	20, 24, 26
鼻水	24
鼻腔	9, 19, **20**, 22
鼻甲介	20
鼻前庭	20
鼻中隔	21
鼻道	**20**, 26
皮膚呼吸	27
病原体	24, 25

病気の原因になる、細菌やウイルスなどの小さな生物。

鼻涙管	21
腹式呼吸	17
副鼻腔	21
副鼻腔炎	24
不随意筋	15
噴気孔	26
ヘモグロビン	11

ま

慢性閉塞性肺疾患	25
ミトコンドリア	13
毛細血管	**10**, **11**, 27

からだのすみずみにまで広がっている、ごく細い血管。動脈や静脈を流れる血液は、毛細血管をとおって細胞や肺胞と行き来する。

や・ら

葉緑体	29
輪状靭帯	8
輪状軟骨	**8**, **18**, 19
肋間筋	**14**, **16**, 17
肋骨	**6**, 7, **14〜17**

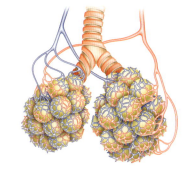

考えてみよう　きれいな空気が、健康につながる理由

　お医者さんに、聴診器で胸の音を聞かれたことはありますか？　お医者さんが聞いているのは、肺や心臓の音です。たとえば、かぜのウイルスが気管にくっついていたり、肺の中であばれていたりすれば、呼吸をする音に雑音が入ります。お医者さんはそれを聞いて、からだのどこに、どんな異常がおこっているのかを知る手がかりにするのです。そして、かぜだとわかれば、呼吸器の鼻や、のど、少し重いかぜでは気管支にも炎症がおきているので、それが早く治るように治療をしてくれます。

　呼吸器の健康は、全身の健康につながります。呼吸によって酸素をじゅうぶんに取り入れることで、細胞がいきいきと活動できるからです。よく運動をして、酸素をたくさんつかうようにすると、肺や心臓がきたえられて、ますます健康になりますよ！

　大切な呼吸器の健康を守るためには、肺にじゃまなものが入らないように、きれいな空気をすうことが重要です。だからおとなになっても、タバコをすわないでくださいね。そして、地球の自然環境を守って、地球まるごと健康でいられるようにしましょう。

マルチアングル人体図鑑　呼吸器

2018年3月20日　第1刷発行

監修／高沢謙二
絵／松島浩一郎
文／川島晶子（ダグハウス）
編集協力／岩原順子
アートディレクション／石倉昌樹
デザイン／隈部瑠依　近藤奈々子（イシクラ事務所）

発行所／株式会社ほるぷ出版
発行者／中村宏平
〒101-0051　東京都千代田区神田神保町 3-2-6
電話／03-6261-6691
http://www.holp-pub.co.jp

印刷／共同印刷株式会社
製本／株式会社ハッコー製本

NDC491　210×270ミリ　32P
ISBN978-4-593-58759-9　Printed in Japan

落丁・乱丁本は、購入書店名を明記の上、小社営業部までお送りください。
送料小社負担にて、お取り替えいたします。